Ольга Кулапина

Проницаемость эритроцитарных мембран при различных заболеваниях

AF135585

Ольга Кулапина

Проницаемость эритроцитарных мембран при различных заболеваниях

Антибактериальная терапия, методы, показатель проницаемости

LAP LAMBERT Academic Publishing

Impressum / Выходные данные

Bibliografische Information der Deutschen Nationalbibliothek: Die Deutsche Nationalbibliothek verzeichnet diese Publikation in der Deutschen Nationalbibliografie; detaillierte bibliografische Daten sind im Internet über http://dnb.d-nb.de abrufbar.

Alle in diesem Buch genannten Marken und Produktnamen unterliegen warenzeichen-, marken- oder patentrechtlichem Schutz bzw. sind Warenzeichen oder eingetragene Warenzeichen der jeweiligen Inhaber. Die Wiedergabe von Marken, Produktnamen, Gebrauchsnamen, Handelsnamen, Warenbezeichnungen u.s.w. in diesem Werk berechtigt auch ohne besondere Kennzeichnung nicht zu der Annahme, dass solche Namen im Sinne der Warenzeichen- und Markenschutzgesetzgebung als frei zu betrachten wären und daher von jedermann benutzt werden dürften.

Библиографическая информация, изданная Немецкой Национальной Библиотекой. Немецкая Национальная Библиотека включает данную публикацию в Немецкий Книжный Каталог; с подробными библиографическими данными можно ознакомиться в Интернете по адресу http://dnb.d-nb.de.
Любые названия марок и брендов, упомянутые в этой книге, принадлежат торговой марке, бренду или запатентованы и являются брендами соответствующих правообладателей. Использование названий брендов, названий товаров, торговых марок, описаний товаров, общих имён, и т.д. даже без точного упоминания в этой работе не является основанием того, что данные названия можно считать незарегистрированными под каким-либо брендом и не защищены законом о брендах и их можно использовать всем без ограничений.

Coverbild / Изображение на обложке предоставлено: www.ingimage.com

Verlag / Издатель:
LAP LAMBERT Academic Publishing
ist ein Imprint der / является торговой маркой
OmniScriptum GmbH & Co. KG
Heinrich-Böcking-Str. 6-8, 66121 Saarbrücken, Deutschland / Германия
Email / электронная почта: info@lap-publishing.com

Herstellung: siehe letzte Seite /
Напечатано: см. последнюю страницу
ISBN: 978-3-659-52375-5

Copyright / АВТОРСКОЕ ПРАВО © 2014 OmniScriptum GmbH & Co. KG
Alle Rechte vorbehalten. / Все права защищены. Saarbrücken 2014

Содержание

Введение

Инфекционные заболевания являются общемедицинской проблемой. Актуальность и социальная значимость данной патологии определяются высоким и все более возрастающим уровнем инфекций различной этиологии и локализации.

Особую значимость при различных инфекционных заболеваниях имеет определение содержания воды в эритроцитах. Повышение количества воды в эритроцитах можно объяснить тем, что под воздействием бактерий, вирусов и токсинов повышается проницаемость не только сосудов, но и клеточных мембран эритроцитов и жидкость диффундирует из сосудистого русла в эритроциты.

Проницаемость эритроцитарных мембран играет значительную роль в осуществлении нормальной циркуляции крови и большинства жизненно-важных клеточных функций. Для исследования проницаемости всех биологических мембран наиболее удобны эритроциты, так как доказана корреляция между изменениями свойств эритроцитов и клеточных мембран внутренних органов. Определение характера и глубины нарушения проницаемости эритроцитарных мембран при различных заболеваниях имеет важное значение для выявления патогенеза возникающих патоморфологических и биохимических сдвигов и осуществления рациональной антибиотикотерапии.

Применение антибиотиков при инфекционных заболеваниях является неотъемлемым звеном комплекса лечебно-профилактических мероприятий. В современных условиях вопросы рационального применения антибиотиков приобретают все большую актуальность.

В настоящей книге рассмотрены особенности проницаемости мембран эритроцитов для воды, показано применение метода спектра мутности для определения физико-хитмических параметров эритроцитов практически здоровых лиц и больных при различных заболеваниях. Приводятся данные оценки течения инфекционного процесса по проницаемости эритроцитарных мембран и влиянию антибактериальной терапии.

Автор выражает глубокую благодарность и признательность профессорам Киричуку В.Ф., Утц И.А., Кленину В.И. за ценные советы и замечания.

1. Методы исследования проницаемости клеточных мембран. Функции эритроцитов.

Миллионы лет эволюции создали наноразмерные биологичесике мембраны для регулирования основных физиологических функций в живых организмах. Установлено, что физиологическая активность живых организмов усиливается при увеличении отношения поверхности мембран к их объему, что в ряде случаев достигается уменьшением толщины мембран [1-3].

Изучение проницаемости кровеносных капилляров как в физиологических, так и в патологических условиях в настоящее время представляет большое теоретический и практический интерес [3-7].

Известные к настоящему времени методы исследования проницаемости капиллярного русла обобщены в обзорной работе О.И. Кулапиной с соавторами [8].

Отмечается, что известные методы исследования проницаемости можно разделить на несколько групп. Существуют методы, как использующие различные кожные раздражители, так и основанные на анализах крови, взятой из вен «застойной» и «незастойной» руки (метод Лендиса и его модификации, или на сравнении анализов крови, взятой из артерии и вены). Известны методы исследования капиллярной проницаемости с применением окрашивания. Для исследования капиллярной проницаемости используются радиоактивные метки, в основном это – ^{131}I, реже ^{51}Cr, ^{24}Na, $H_2^{15}O$, ^{14}C - сахароза. Радиоактивные метки вводят внутримышечно, внутрикожно, внутривенно. Исследования проводились как на животных (кролики, крысы), так и на людях. Флуоресцентные методы, микроскопические методы (капиллярная микроскопия и капиллярная микрофотография), методы, основанные на измерении осмотического давления, метод отрицательного давления, томография, электрофизиологический метод имеют преимущество перед кожными пробами, так как результаты исследования выражаются числовыми показателями.

Эти методы объемны в исполнении и отчасти субъективны.

В последние годы для изучения проницаемости стали использовать мембраны клеток крови. В качестве естественной модели для исследования общих характеристик, в том числе проницаемости всех биологических мембран, наиболее удобны эритроциты, так как была доказана корреляция между изменениями свойств эритроцитов и клеточных мембран внутренних органов [8-14]. Метаболитические процессы, протекающие в клетке крови, в частности, эритроцитах, при стрессе и клинической патологии отражают реакцию клеток на уровне всего организма [15-19].

Функции эритроцитов. Эритроцитам присущи три основные функции: *транспортная, защитная и регуляторная* [20,21].

Транспортная функция эритроцитов заключается в том, что они транспортируют O_2 и CO_2, аминокислоты, полипептиды, белки, углеводы, ферменты, гормоны, жиры, холестерин, различные биологически активные соединения (простагландины, лейкотриены и др.), микроэлементы и др.

Защитная функция эритроцитов заключается в том, что они играют существенную роль в специфическом и неспецифическом иммунитете и принимают участие в сосудисто-тромбоцитарном гемостазе, свертывании крови и фибринолизе.

Регуляторную функцию эритроциты осуществляют благодаря содержащемуся в них гемоглобину; регулируют pH крови, ионный состав плазмы и водный обмен. Проникая в артериальный конец капилляра, эритроцит отдает воду и растворенный в ней O_2 и уменьшается в объеме, а переходя в венозный конец капилляра, забирает воду, CO_2 и продукты обмена, поступающие из тканей и увеличивается в объеме.

Благодаря эритроцитам во многом сохраняется относительное постоянство состава плазмы. Это касается не только солей. В случае увеличения концентрации в плазме белков эритроциты их активно адсорбируют. Если же содержание белков в крови уменьшается, то эритроциты отдают их в плазму [22,23].

Эритроциты являются носителями глюкозы и гепарина, обладающего выраженным противосвертывающим действием [24]. Эти соединения при увели-

5

чении их концентрации в крови проникают через мембрану внутрь эритроцита, а при снижении – вновь поступают в плазму.

Совокупность имеющихся в литературе данных позволяет сделать вывод о том, что плазматическая мембрана эритроцита – важнейший элемент клетки; она одновременно является и механической оболочкой с регулируемыми физическими свойствами, и "диспетчерской" клетки, осуществляющей координацию работы клетки в зависимости от физических и химических сигналов, поступающих к ней в организме [25,26].

В силу своей специализации (перенос кислорода от легких к тканям) эритроцит по механическим свойствам является уникальной клеткой, так как в отличие от других клеток постоянно подвергается выраженным деформирующим воздействиям в кровеносном русле [20,23].

Для нормального функционирования эритроцит должен в течение относительно длительного периода времени сохранять свою целостность и быть хорошо деформируемым; последнее свойство важно прежде всего для нормальной микроциркуляции. В свою очередь деформируемость определяется рядом факторов, основные из которых – форма клетки и эластичность мембраны. Сейчас можно считать доказанным, что эти свойства мембраны эритроцита и клетки в целом обусловлены наличием белковой мембранной структуры, именуемой мембранным скелетом клетки и расположенной на внутренней стороне мембраны [12,20].

Мембраны эритроцитов проницаемы для ряда органических и неорганических веществ [4,8,20,24,27-29,31,32]. Показано, что Na^+, K^+, Ca^{2+}, Mg^{2+}, сорбируясь на мембране, существенно изменяют её проницаемость для воды и ионов, а также механические свойства. Ионы K^+ и Ca^{2+} придают реконструированным эритроцитам криолабильные свойства, в то время как Na^+ и Mg^{2+} способствуют их криорезистентности [27,28,31].

Особую значимость имеет определение содержания воды в эритроцитах.

2. Особенности проницаемости мембран эритроцитов для воды.

Несмотря на довольно многочисленные исследования транспорта катионов через мембрану эритроцитов, недостаточно изучен вопрос о проницаемости эритроцитарных мембран для воды. Вместе с тем объёмно-жидкостный фактор играет немаловажную роль.

Методом ядерно-магнитного резонанса (ЯМР) авторами [33] изучена диффузионная ПЭМ для воды в зависимости от уровня повышенного артериального давления. Количественной оценкой ПЭМ для воды служило время обмена. Сущность её состоит в измерении с помощью ЯМР времени поперечной магнитной релаксации ядер водорода молекул воды в крови, обогащенной парамагнитными ионами.

Для изучения диффузии воды в эритроциты человека после обработки их сульфгидрильными реагентами в работе [34] использовали метод ЯМР. Показано, что наличие реагентов не влияло на диффузию воды.

Авторы [33-35] определяли величину диффузной проницаемости воды и установили, что величина проницаемости воды варьируется и увеличивается с температурой.

Для исследования проницаемости мембран эритроцитов применим метод спектра мутности – метод исследования структурно-сложных дисперсных систем [36]. Данный метод нашёл применение для анализа биологических систем – клеток тканей, вирусов и бактерий. Имеются также предложения об использовании данного метода для исследования физико-химических свойств эритроцитов крови [37,38].

Авторами [39-42] метод спектра мутности применен для исследования проницаемости мембран эритроцитов для воды практически здоровых лиц и больных с инфекционно- соматической патологией. При этом оценивались физико-химические параметры эритроцитов: средний радиус эритроцита, средний объем эритроцита, относительный и абсолютный показатели преломления эритроцитов, концентрация и содержание сухого вещество в эритроците, содержание воды в эритроците, плотность эритроцита.

Для оценки нарушений проницаемости мембран эритроцитов авторами [42] предложен показатель проницаемости мембран эритроцитов, который представляет собой отношение содержания воды к концентрации сухого вещества в эритроците. Указанные параметры оценивались для больных в период разгара болезни и в период ранней реконвалесценции. Установлено, что полное восстановление проницаемости мембран эритроцитов у пациентов на фоне антибактериальной терапии свидетельствует о сохранении нарушений функции эритроцитов.

Таким образом, можно заключить, что мембраны эритроцитов проницаемы для ряда неорганических, органических веществ. Особую значимость при различных инфекционных заболеваниях имеет определение содержания воды в эритроцитах.

3. Применение метода спектра мутности к определению некоторых физико-химических параметров эритроцитов.

Сущность метода спектра мутности заключается в следующем [36]: при прохождении параллельным пучком света расстояния x в коллоидном растворе убыль его интенсивности за счет рассеяния ($-dJ$) на пути dx пропорциональна интенсивности на расстоянии x (J_x) и dx:

$$dJ = -\tau\, J_x\, dx$$

Коэффициент пропорциональности τ называется мутностью. По физическому смыслу мутность – количество энергии, рассеянной за единицу времени одним кубическим сантиметром коллоидной системы во всех направлениях, в расчете на единицу интенсивности падающего пучка:

$$\tau = -(dJ\, S_0)/(J_x\, dx\, S_0)$$

где S_0 – площадь поперечного сечения пучка света.

Метод спектра мутности основан на том, что свет проходя через дисперсную систему, рассеивается на взвешенных частицах. Оптическая же плотность взвеси зависит от размера, концентрации частиц, диспергированных в среде, длины волны используемого света и относительного показателя преломления частиц, который, в свою очередь, находится в зависимости от физиологического состояния и химического состава частиц [36].

Эффект рассеяния света может применяться в областях спектра, где отсутствует или пренебрежительно мало поглощение световой энергии. Наиболее оптимальным спектральным интервалом является интервал, лежащий в инфракрасной области спектра, в диапазоне 635 - 1025 нм со среднегеометрической длинной волны, соответствующей 805 нм. Этот спектральный интервал соответствует области наименьшего поглощения света взвесью эритроцитов, а среднегеометрическая длина волны 805 нм является изобестической точкой, для которой оптические свойства эндоэритроцитарного гемоглобина не зависят от насыщения его кислородом [37,38].

Практически определяется оптическая плотность взвеси эритроцитов при трех длинах волн (635,805,950 нм) на спектрофотометре или фотоэлектроколориметре, рассчитывается мутность по формуле:

$$\tau = \frac{2,3A}{l},$$

где A - оптическая плотность,

l - длина кюветы.

Зависимость мутности от длинны волны передается соотношением Ангстрема:

$$\tau \approx \lambda^{-n},$$

где n = экспонент длины волны [36].

В приближении Ван де Хюлста фактор эффективности выражается через ρ как

$$n = \frac{4\sin\rho/\rho - 2\cos\rho + 4(\cos\rho-1)/\rho^2}{1 - 2\sin\rho/\rho + 2(1-\cos\rho)/\rho^2} = \frac{4(1-\cos\rho)}{K(\rho)}$$

где ρ - сдвиг фаз при прохождении волны по диаметру частицы.

Зависимость n(α,m) имеет осциллирующий характер, так как расчет проводился для строго монодисперсных систем, которые на практике не реализуются. Учет фактической полидисперсности достигается сглаживанием осциллирующих кривых или применением приближенных методов, в частности, приближения Ван де Хюлста [43].

Зависимость n(ρ) в приближении Ван де Хюлста можно изобразить следующим образом:

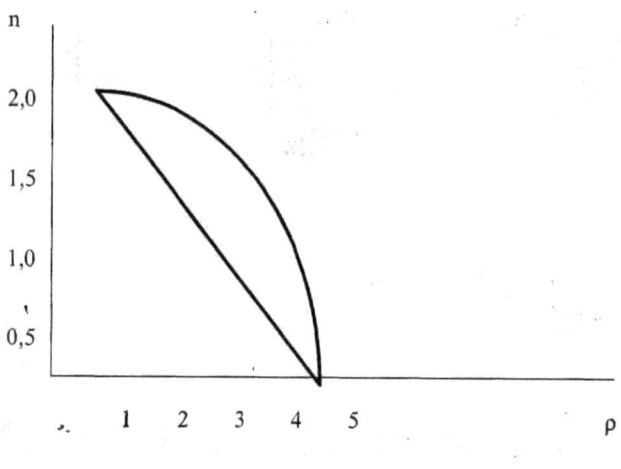

Рис.1. Зависимость n (ρ) [36,43]

Используя зависимость n (ρ) можно по n определить относительный размер частиц:

$$\alpha = 2\pi r\mu_1/\lambda$$

Относительный показатель преломления:

$$m = \mu_2/\mu_1 \quad ,$$

где r - радиус шарообразных частиц;

λ - длинна волны света в вакууме;

μ_1 - показатель преломления дисперсионной среды;

μ_2 - показатель преломления частиц дисперсной фазы [36,44].

Метод позволяет определить показатель преломления частиц при независимом определении их размеров:

$$m = 1 + \rho\lambda / 4\pi\mu r$$

Концентрация светорассеивающих частиц определяется по формуле:

$$N = \frac{16\pi 6(\lambda_{cp}) \cdot \mu_1^2 (m-1)^2}{K(\rho) \cdot \rho^2 \cdot \lambda_{cp}^2}$$

где $K(\rho)$ - коэффициент светорассеяния.

$$K(\rho) = \frac{2 - 4\cos\rho}{\rho} + \frac{4(1-\cos\rho)}{\rho^2}$$

$$\rho = 2\alpha(m-1)$$

Из формул для значений α и ρ рассчитывается радиус частиц:

$$\bar{r} = \frac{\alpha\,\lambda_{cp}}{2\pi\mu_1}$$

$$\bar{r} = \frac{\rho\,\lambda_{cp}}{4\pi\mu_1(m-1)}$$

Фактор эффективности в приближении Ван де Хюлста ($\alpha \gg 1$, $|m-1| \approx 0$) [43].

Метод спектра мутности нашел применение для анализа биологических систем - клеток, тканей, вирусов и бактерий. Имеются также предложения об использовании данного метода для исследования физико-химических свойств эритроцитов крови [37,38].

Определение размера и физико-химических параметров эритроцитов по методу спектра мутности [41,42].

Кровь как светорассеивающая система. С физической и биофизической точек зрения кровь переставляет сложную дисперсную систему, в состав которой входят дисперсионная среда (молекулярный раствор солей и органических соединений) и дисперсная фаза, представленная полидисперсными элементами (форменными элементами крови).

На практике показано, что рассеяние света разведенной кровью определяется параметрами эритроцитов, так как концентрация лейкоцитов в 1000, а тромбоцитов в 20 раз меньше концентрации эритроцитов, причем размеры тромбоцитов в несколько раз меньше и имеют меньший показатель преломления [37,38].

Наиболее адекватным раствором для получения взвеси эритроцитов является 0,85%-ный раствор хлорида натрия при разведении 1:800. Эритроциты в этом растворе сохраняют свои функциональные свойства в течение суток, а при разведении 1:800 отсутствуют многократные рассеяния. Взвесь эритроцитов в 0,85%-ный NaCl оптически стабильны в первые пять минут после приготовления раствора. Для определения размера и концентрации эритроцитов измеряются значения оптической плотности крови (разведение 1:800) при длинах волн 635 нм, 805 нм, 950 нм. При этих длинах волн отсутствует поглощение гемоглобина и оптическая плотность системы обусловлена только эффектом рассеяния света. Измерения проводили в первые пять минут после разведения крови раствором хлорида натрия.

Расчет параметров эритроцитов проводят по формулам [45]:

1. Определение среднего радиуса эритроцитов:

$$r = \frac{\rho \lambda_{cp}}{4\pi\mu_1 (m-1)}, \text{ где } \lambda_{cp} = \sqrt{\lambda_3 \lambda_1}$$

$\mu_1 = 1{,}428$ показатель преломления дисперсной фазы;

$m = 1{,}0728$ относительный показатель преломления частиц (эритроцитов).

Средний объем эритроцитов: $V = 0{,}523 d^3$, где $d = 2r$ – средний диаметр эритроцитов.

Средний размер эритроцитов можно определить на микроскопе (в нашем случае использовался микроскоп МБУ-4А – увеличение 300) по результатам измерения диаметра 10 – 15 эритроцитов.

2. Относительный показатель преломления эритроцитов:

$m = 1+0,0963\ \rho/d$, где ρ – плотность эритроцитов;

3. Абсолютный показатель преломления эритроцитов: $\mu = 1,331m$;

4. Концентрация эритроцитов в 1мм^3: $N = 4,02\cdot10^{10}A_{805}(m\text{-}1)/K(\rho)\rho^2$,

где A_{805} - оптическая плотность взвеси при 805 нм;

5. Концентрация сухого   вещества в эритроците, %: $C\% = 605,0(m\text{-}1)$;

6. Содержание сухого вещества в эритроците, пг: $C = 3,15\ (m\text{-}1)d^3$;

7. Содержание воды в эритроците, %: $C_B = 100 - 0,75\ C\%$;

8. Плотность эритроцита, г/см^3: $\rho = 1+1,5(m\text{-}1)$.

Для оценки нарушений проницаемости мембран эритроцитов нами был предложен показатель проницаемости мембран эритроцитов (ППМЭ, у.е.), который представляет собой отношение содержания воды (Св) к концентрации сухого вещества в эритроците (С%) [42,45]. Содержание гемоглобина, концентрации эритроцитов проводили традиционными методами.

4. Определение антибиотиков в сыворотке крови практически здоровых лиц и больных при различных заболеваниях.

В настоящее время β-лактамные антибиотики занимают ведущее место в лечение тяжелых инфекционно- воспалительных заболеваний [46,47].

Беталактамные антибиотики (β - лактамы) - самая большая группа антимикробных препаратов, включающая более 50 (25% от общего числа антибактериальных препаратов) наименований, объединенных наличием в их химической структуре β-лактамного кольца, отвечающего за антимикробную активность; при разрушении β-лактамного кольца антимикробная активность препарата теряется. Основные особенности и преимущества перед другими группами лекарственных средств связаны со способностью этих препаратов подавлять рост возбудителей инфекций без серьезного побочного воздействия на организм больного [47].

Большую часть β - лактамных антибиотиков составляют пенициллины и цефалоспорины. Основа всех пенициллинов представлена тиазолидиновым кольцом, соединенным с β - лактамным кольцом, имеющим аминогруппу (R–NH-). Путем изменения радикалов были созданы полусинтетические пенициллины, резистентные к β - лактамазам, кислотоустойчивые, активные в отношении грамотрицательных микроорганизмов.

Пенициллины можно подразделить на следующие подгруппы:

✓ Природные (феноксиметилпенициллин, бензилпенициллин);

✓ Аминопенициллины (ампициллин, амоксициллин);

✓ Пенициллиназостабильные (оксациллин, клоксациллин, диклокса-циллин);

✓ Защищенные (амоксициллин/клавуланат, «Ампиокс»)

Новые перспективы повышения эффективности β-лактамов открылись в связи с получением ингибиторов беталактамаз (клавулановая кислота, сульбак-там) др. Их применение в комбинации со старыми пенициллинами (ампициллин, тикарциллин) повысило эффективность полусинтетических пенициллинов в отношении резистентных штаммов до уровня цефалоспоринов III поколения, расширило спектр их действия [46,47].

Основа всех цефалоспоринов представлена дигидротиазолидиновым кольцом, соединенным с β - лактамным кольцом. Собственно антимикробная активность природных цефалоспоринов (цефалоспорин-С) низкая, однако присоединение различных радикалов в положении 7 и в положении 3 резко усиливает их биологическую активность и устойчивость к β-лактамазам. Цефалоспориновые антибиотики применяются в медицине около 40 лет. За это время синтезировано более 50 соединений этой группы. В основном – это препараты для парентерального применения, которые в настоящее время занимают ведущее место при лечении различных инфекций в стационаре.

Однако успешное применение β-лактамов из-за низкого терапевтического индекса возможно лишь при строгом контроле их концентраций в биологических жидкостях. Актуальной проблемой является осуществление лекарственного мониторинга, который обеспечивает выбор адекватной индивидуальной дозы и схемы применения антибиотиков для повышения эффективности и безопасности лечения [46,47] . Экспрессное количественное определение антибиотиков в биологических жидкостях необходимо для оценки физиологических и биохимических процессов, протекающих в организме.

Для определения β-лактамных антибиотиков (пенициллинов и цефалоспоринов) в биологических и лекарственных средах применимы хроматографические методы [48,49], капиллярный электрофорез [50], спектроскопические методы [51,52], кинетическая спектроскопия [53-57], спектрофлуориметрия [58], вольтамперометрия [59-61]. Большинство из них либо требуют сложной и дорогостоящей аппаратуры, либо отличаются длительностью и недостаточной точностью анализа.

В литературе для определения β-лактамных антибиотиков предложены различные сенсоры: биоспецифические [62,63], полупроводниковые [64,65], с пластифицированными полимерными мембранами [66-71].

Потенциометрия с ионоселективными электродами (сенсорами) является перспективным, экспрессным, простым, доступным и дешевым методом определения пенициллиновых и цефалоспориновых антибиотиков. Потенциометрические β-лактамные сенсоры позволяют детектировать как индивидуальные антибиотики так и их суммарное содержание в различных объектах.

При исследовании проницаемости эритроцитарных мембран определение антибиотиков проводилось с использованием потенциометрических сенсоров [66,69].

В качестве активных компонентов мембран (ЭАК) сенсоров использовались ионные ассоциаты β-лактам – тетрадециламоний (β-lac–ТДА).

4.1. Состояние β-лактамных антибиотиков в водных растворах.

Нами проведены исследования по установлению временных границ хранения стандартных растворов антибиотиков, выяснению влияния кислотности среды на их устойчивость. Гидролиз антибиотиков пенициллинового ряда протекает с образованием 6-аминопенициллановой кислоты, следовательно, изменение рН раствора во времени может свидетельствовать о наличии продуктов гидролиза. Значения рН свежеприготовленных растворов бензилпенициллина составляют 6,0-6,4 и в течение первого рабочего дня остаются практически постоянными в пределах 0,2 единиц рН. Хранение бензилпенициллина при комнатной температуре после 24 часов приводит к существенному изменению рН растворов ($\Delta pH \approx 0,5\text{-}0,7$), что косвенным образом свидетельствует о гидролизе препарата. Отмечено, что изменение рН растворов антибиотиков при высокой концентрации более значительно (рис.2).

Величина ΔpH исходных растворов ампициллина, амоксициллина составляет ~3,5. Это можно объяснить структурой аминопенициллинов. Наличие аминогруппы в молекулах этих препаратов объясняет высокое значение рН исходных растворов (~9).

Цефазолин и цефатоксим более стабильны в водных растворах по сравнению с пенициллинами. Устойчивость растворов цефалоспоринов зависит от таких факторов, как температура, рН раствора и пр. Цефатоксим максимально стабилен в интервале рН 4,3-6,5. Цефалоспорины более устойчивы в течение суток, однако, они также как и пенициллины подвержены гидролизу, при раскрытии β-лактамного кольца образуется 7-аминоцефалоспорановая кислота [46].

Спектрофотометрически были исследованы различные серии цефалоспоринов. Установлено, что содержания основного вещества в лекарственных препаратах отдельных производителей различаются.

E, мВ

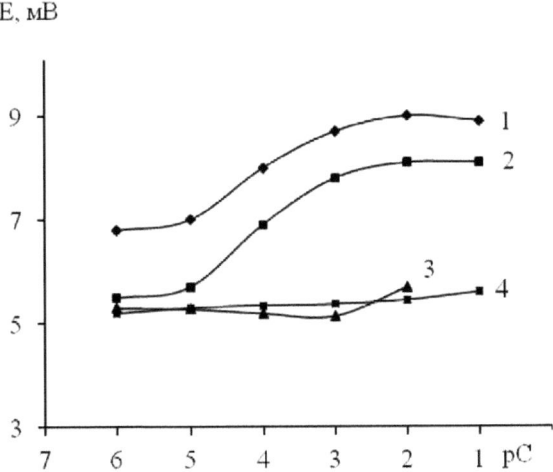

Рис. 2. Изменение кислотности при разбавлении растворов пенициллинов:
1-Am; 2-Amox; 3-Ox; 4-Pen.

pH – водородный показатель (отрицательный) логарифм равновесной концентрации водородных ионов pH=-lg[H$^+$];

pC – отрицательный логарифм концентрации растворов антибиотиков.

Исследовано состояние цефалоспоринов при различной кислотности среды: pH=2,0; 4,0; 6,0 (к водным растворам добавляли 0,01 HCl). Увеличение оптической плотности и смещение λ_{max} при изменении кислотности среды можно объяснить тем. Что в кислой среде цефалоспорины быстро гидролизуются, β-лактамное кольцо раскрывается, образуя производное 7-аминоцефалоспорановой кислоты, а в случае цефатоксима происходит дальнейшая гетероциклизация (лактонизация), образуется дезацетилцефатоксим.

Таким образом, β-лактамы в растворенном состоянии неустойчивы. Поэтому необходимо использовать только свежеприготовленные растворы антибиотиков с предварительной оценкой содержания основного вещества спектрофотометрическим методом.

4.2. Основные характеристики потенциометрических сенсоров в растворах антибиотиков.

Сенсоры на основе ионных ассоциатов β-лактам-тетрадециламоний проявляют чувствительность к антибиотикам пенициллинового и цефалоспоринового рядов: бензилпенициллину, ампициллину, оксацилину, амоксициллину, феноксиметилпенициллину, цефотаксиму, цефалексину, цефтриаксону, цефуроксиму, цефиксиму и цефазолину в концентрационном интервале $1 \cdot 10^{-6}$ ($1 \cdot 10^{-4}$) - $1 \cdot 10^{-1}$ М (рис.3 а,б).

Данные рис.3 и табл.1,2 и свидетельствуют о том, что линейность электродной функции сохраняется в широком диапазоне концентраций антибиотиков, угол наклона (S) близок к теоретическому для однозарядных (цефазолин, цефалексин, аминопенициллины) и двухзарядных ионов (цефтриаксон, цефиксим).

Сенсоры на основе ионных ассоциатов β-лактам - тетрадециламмоний обладают стабильными электрохимическими и операционными характеристиками: дрейф потенциала 1-2 мВ/сут, срок службы 6-8 мес. Величины коэффициентов потенциометрической селективности свидетельствуют, что сенсоры высокоселективны по отношению к ряду неорганических ионов ($k_{i/j} < 10^{-3}$) и неселективны к антибиотикам своей группы ($k_{i/j} \rightarrow 1$). Поэтому разработанные сенсоры можно использовать как для определения индивидуальных антибиотиков или их суммарного содержания в лекарственных препаратах и биологических жидкостях [66,69,71].

18

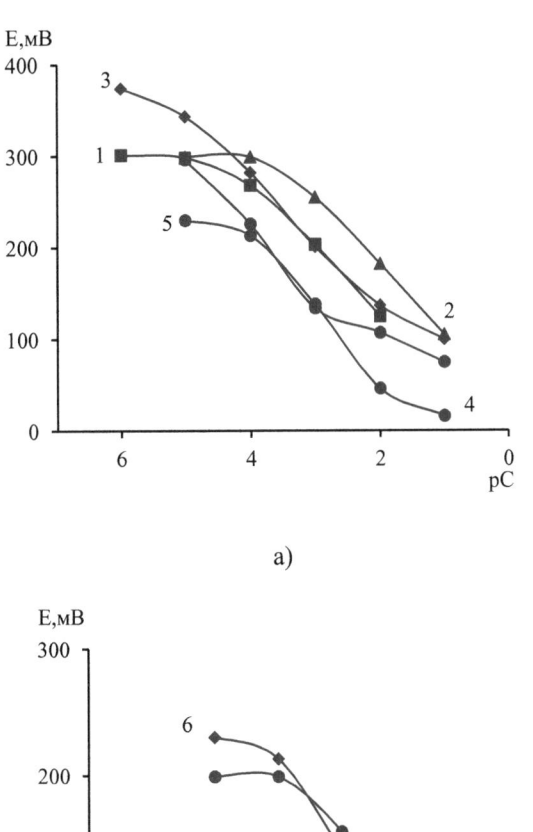

а)

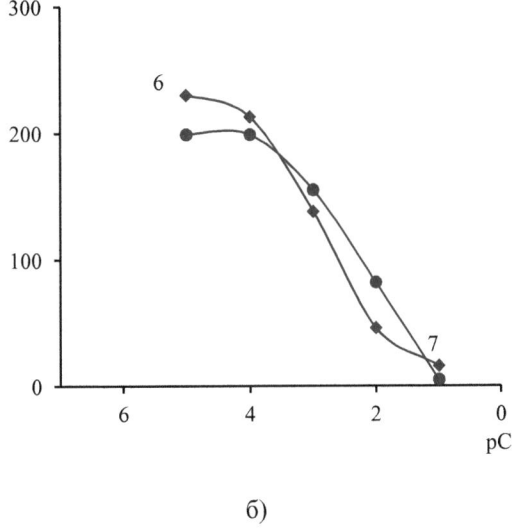

б)

Рис. 3. Электродные функции сенсоров в растворах β-лактамных антибиотиков:
а - бензилпенициллина (1); ампициллина (2); оксациллина (3); амоксициллина
(4); феноксиметилпенициллина (5); (ЭАК - Pen-TDA);
б - цефазолина (6); цефотаксима (7) (ЭАК Cef-TDA, Ctox-TDA)
Е – значения ЭДС, мВ; рС – отрицательный логарифм концентрации антибиотиков.

Электроаналитические свойства потенциометрических сенсоров в растворах аминопенициллинов (ЭАК: Am-TDA, n=3, p=0,95)

Аминопенициллины	E=f(C), M	S, мВ/pC	Предел обнаружения (ПрО), M
Ампициллин (Am)	$6,3 \cdot 10^{-6}$-$1 \cdot 10^{-1}$	62 ± 3	$5 \cdot 10^{-6}$
Амоксициллин	$4,8 \cdot 10^{-6}$-$4,8 \cdot 10^{-1}$	59 ± 3	$2,5 \cdot 10^{-6}$
Оксамп (ампиокс) (ампициллин: оксациллин,2:1), %	$1 \cdot 10^{-5}$-$1 \cdot 10^{-1}$	60 ± 3	$5 \cdot 10^{-6}$
Флемоксин Солютаб, M	$1 \cdot 10^{-5}$-$1 \cdot 10^{-1}$	59 ± 3	$5 \cdot 10^{-6}$

Электрохимические характеристики потенциометрических сенсоров в растворах антибиотиков цефалоспоринового ряда (ЭАК- Cef-ТДА, n=3, p=0,95)

Цефалоспорины	E=f(C),M	S, mB/pC	ПрО, M
Цефазолин (Cef)	$3 \cdot 10^{-5}$-$1 \cdot 10^{-1}$	58 ± 4	$2 \cdot 10^{-5}$
Цефтриаксон	$5 \cdot 10^{-5}$-$1 \cdot 10^{-1}$	29 ± 3	$3 \cdot 10^{-5}$
Цефалексин	$1 \cdot 10^{-5}$-$1 \cdot 10^{-1}$	48 ± 1	$5 \cdot 10^{-6}$
Цефотаксим (Ctox)	$1 \cdot 10^{-5}$-$1 \cdot 10^{-1}$	52 ± 3	$5 \cdot 10^{-6}$
Цефуроксим	$8 \cdot 10^{-5}$-$1 \cdot 10^{-1}$	56 ± 2	$1 \cdot 10^{-5}$
Цефиксим	$1 \cdot 10^{-5}$-$1 \cdot 10^{-1}$	28 ± 2	$6 \cdot 10^{-6}$

Основные электроаналитические характеристики сенсоров, чувствительных к антибиотикам аминогликозидного ряда, даны на рис.4. Время установления стационарного потенциала 1 – 2 мин при различных концентрациях гентамицина и канамицина, дрейф потенциала – 1-2 мВ/сут, срок службы 3-4 мес. Сенсоры работают в широком интервале концентраций, а угловые коэффициенты электродных функций близки к теоретическим (24-27 мВ/рс) для двузарядных ионов; оптимальная кислотность – pH 6,0.

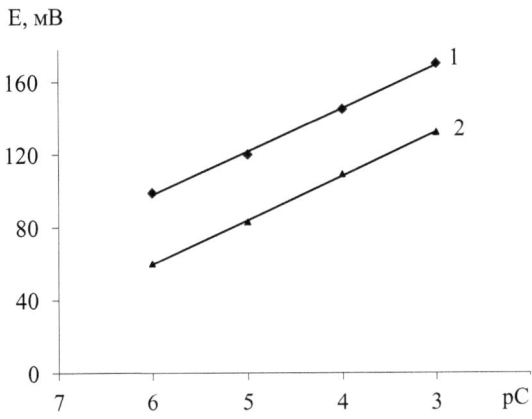

Рис. 4. Электродные функции ИСЭ на основе Ген-ТФБ
в растворах гентамицина (1), канамицина (2)

Коэффициент потенциометрической селективности к Кан в присутствии с Ген близок к единице, что позволяет рекомендовать электроды для определения индивидуальных антибиотиков или их суммарного содержания. Значение $k_{i/j}$ для неорганических ионов (Na^+, K^+, Ca^{2+}) намного меньше единицы ($n \cdot 10^{-2}$), что позволяет использовать электроды для определения антибиотиков в биологических жидкостях [73].

4.3. Ионометрическое определение антибиотиков в сыворотке крови.

Экспрессное определения β-лактамных антибиотиков в биологических средах - сыворотке крови проведено авторами [66,69,72].

Для определения антибиотиков в сыворотке крови практически здоровых лиц и больных с инфекционно-соматической патологией отобранные из локтевой вены образцы крови (4,0-5,0 мл), без стабилизатора выдерживали 30 мин при комнатной температуре, центрифугировали 15 мин при 2000 об/мин. Надосадочную жидкость (сыворотку крови) далее анализировали на содержание антибиотиков.

Сыворотку крови (1 мл) помещали в электрохимическую ячейку, погружали индикаторный и хлоридсеребрянный электроды и при перемешивании измеряли значения э.д.с.(E_1). Затем вводили добавку стандартного раствора антибиотика и измеряли E_2. Для предотвращения белкового отравления поверхности мембран потенциометрические сенсоры предварительно кондиционировали в течение 20 мин в сыворотке крови доноров. После проведения измерений в биологической жидкости сенсоры кондиционировали в дистиллированной воде.

Исследования проведены для практически здоровых лиц (n=12, средний возраст 14±2 года). В подготовленные пробы сыворотки крови вводили стандартные растворы антибиотиков: бензилпенициллина, ампициллина, оксациллина, амоксицилина, цефазолина, цефатоксима тщательно перемешивали, измеряли значение э.д.с. Затем в каждую пробу вводили добавки соответствующих антибиотиков и измеряли E_2.

Для больных с инфекционно-соматической патологией отбор проб крови проводили через 60 мин после внутримышечного или перорального введения антибиотиков.

5. Проницаемость эритроцитарных мембран у практически здоровых лиц.

Физико-химические свойства эритроцитов были изучены в трех группах контроля, отличимых по возрасту (средний возраст в первой группе контроля-7,2 ± 2 лет (n=14),во второй группе -14,2 ± 2,0 лет (n=12); в третьей группе контроля -27,4 ± 1,8 лет (n=20)). Статистически достоверных различий (p>0,05) между физико-химическими параметрами эритроцитов различных возрастных групп не выявлено (табл.3).

Таблица 3

Физико-химические параметры эритроцитов у практически

здоровых лиц (М ± т)

Физико-химические параметры эритроцитов	Группа контроля 1 (n=14)	Группа контроля 2 (n=12)	Группа контроля 3 (n=20)
Относительный показатель преломления эритроцитов, m	1,0728 ± 0,0003	1,0730 ± 0,0004 p>0,05	1,0727 ± 0,0005 p>0,05
Абсолютный показатель преломления, μ	1,4279 ± 0,0004	1,4281 ± 0,0005 p>0,05	1,4277 ± 0,0021 p>0,05
Концентрация эритроцитов, N($\times 10^{12/}$л)	2,79 ± 0,09	2,83 ± 0,15 p>0,05	2,71 ± 0,11 p>0,05
Концентрация сухого вещества в эритроците, С% (г/100мл)	44,25 ± 0,19	44,30 ± 0,27 p>0,05	44,20 ± 0,23 p>0,05
Содержание сухого вещества в эритроците, С(пг)	28,22 ± 0,21	28,07 ± 0,15 p>0,05	28,30 ± 0,18 p>0,05
Содержание воды в эритроците, $C_в$(%)	66,12 ± 0,25	66,00 ± 0,20 p>0,05	66,01 ± 0,31 p>0,05
Плотность эритроцита, ρ (г/см^3)	1,1095 ± 0,0007	1,1093 ± 0,0005 p>0,05	1,1090 ± 0,0008 p>0,05
Показатель проницаемости мембран эритроцитов (у.е.), $\dfrac{C_в\%}{Cсух.в-ва\%}$	1,497 ± 0,021	1,490 ± 0,012 p>0,05	1,493 ± 0,032 p>0,05

Примечание. p- по сравнению с группой контроля 1.

Как видно из данных табл.3, относительный показатель преломления эритроцитов (m) у здоровых лиц в возрасте $7,2 \pm 2$ года составляет $1,0728 \pm 0,0003$, $14,2 \pm 2,0$ лет – $1,0730 \pm 0,0004$, а у лиц в возрасте $27,4 \pm 1,8$ лет – $1,0727 \pm 0,0005$ (при p>0,05). Абсолютный показатель преломления эритроцитов (μ) у лиц в возрасте $7,2 \pm 2$ года был равен $1,4279 \pm 0,0004$, $14,2 \pm 2,0$ лет – $1,4281 \pm 0,0005$, а у лиц в возрасте $27,4 \pm 1,8$ лет – $1,4277 \pm 0,0021$ (при p>0,05). Концентрация эритроцитов (N) у здоровых лиц в возрасте $7,2 \pm 2$ года составляла $2,79 \pm 0,09$, $14,2 \pm 2,0$ лет – $2,83 \pm 0,15 \times 10^{12}$/л, а у лиц в возрасте $27,4 \pm 1,8$ лет – $2,71 \pm 0,11 \times 10^{12}$/л (при p>0,05). Концентрация сухого вещества в эритроците (C%) в различных возрастных группах равнялась $44,25 \pm 0,19\%$, $44,30 \pm 0,27\%$ и $44,20 \pm 0,23\%$ соответственно (при p>0,05). Содержание сухого вещества в эритроците (C) в первой возрастной группе находилось в пределах $28,22 \pm 0,21$ пг, во второй $28,07 \pm 0,15$ пг, а в третьей – $28,30 \pm 0,18$ пг (при p>0,05). Содержание воды в эритроците ($C_в$) в различных возрастных группах составляла $66,12 \pm 0,25\%$, $66,00 \pm 0,20\%$ и $66,301 \pm 0,31\%$ соответственно (при p>0,05). Плотность эритроцита (ρ) у практически здоровых лиц в возрасте $7,2 \pm 2$ года была равна $1,1095 \pm 0,0007$ г/см^3, $14,2 \pm 2,0$ лет – $1,1093 \pm 0,0005$ г/см^3, а у лиц в возрасте $27,4 \pm 1,8$ лет – $1,1090 \pm 0,0008$ г/см^3 (при p>0,05).

Проницаемость мембран эритроцитов изучалась по изменению трёх физико-химических показателей: концентрации, содержанию сухого вещества в эритроците и содержанию воды в эритроците. Для оценки нарушений проницаемости мембран предложен показатель проницаемости мембран эритроцитов (ППМЭ, у.е.), который представляет собой отношение содержания воды в эритроците к концентрации сухого вещества в эритроците. Показатель проницаемости мембран эритроцитов составил $1,494 \pm 0,021$ у.е., $1,490 \pm 0,012$ у.е. и $1,493 \pm 0,032$ у.е. Для трех возрастных групп соответственно и разница в его величине между возрастными группами здоровых лиц была статистически не достоверной (p>0,05).

Сравнение величин концентрации эритроцитов и гемоглобина в крови, определенных по спектру мутности с результатами, полученными в идентичных пробах лабораторными методиками, показано их практически полное тождество у здоровых людей. Вместе с тем, отмечается ряд несомненных преимуществ предлагаемого метода по сравнению с традиционными. В частности, метод спектра мутности позволяет существенно уменьшить трудоёмкость самого анализа, позволяет получить дополнительную информацию о таких свойствах эритроцитов, как показатель преломления, концентрация сухих веществ и воды в эритроците, плотность его, которые не могут быть получены ни одним из традиционных методов.

Значимость этого обстоятельства тем больше, если учесть, что именно эти параметры эритроцитов претерпевают существенные изменения в зависимости от пола и возраста обследуемых. Так, величина относительного показателя преломления эритроцитов крови у мужчин имеет достоверно более высокое значение (1,072±0,0005) чем у женщин (1,070±0,0005); претерпевает незначительные изменения в зависимости от возраста и достигает максимального значения в возрасте 21-35 лет. Аналогичные изменения отмечены в отношении величин содержания сухого вещества эритроцита [37].

При воспалительных процессах всех локализаций наиболее закономерными и идентичными по выраженности нарушениями физико-химических свойств эритроцитов оказались изменения относительного показателя преломления эритроцитов, их плотности и концентрации сухих веществ. Именно эти показатели являются наиболее информативными при развитии воспалительного процесса, создавая типичную картину нарушения физико-химических параметров при воспалительном процессе (умеренное содержание концентрации эритроцитов и гемоглобина в крови; снижение концентрации сухих веществ) [40,45].

При заболеваниях крови и дисгормональных нарушениях достоверно уменьшается среднее содержание гемоглобина в одном эритроците, тогда как при воспалительных заболеваниях этот показатель не меняется. При этих же заболеваниях отмечено уменьшение концентрации эритроцитов и их показателя преломления, а при гематологических заболеваниях изменяется диаметр эритроцитов.

Таким образом из спектра мутности взвеси эритроцитов, измеренного в течение 5 минут путем расчетов можно получить весьма обширную, надежную и объективную информацию.

6. Оценка течения инфекционного процесса по проницаемости эритроцитарных мембран. Влияние антибактериальной терапии.

6.1. Тонзиллярная патология.

Тонзиллярная патология является общемедицинской проблемой, она вышла за пределы отоларингологии: ее проблемы интересуют представителей как теоретической, так и клинической медицины - прежде всего терапевтов, педиатров, инфекционистов, ревматологов. Актуальность и социальная значимость данной проблемы определяются высоким и все более возрастающим уровнем заболеваемости ангиной и хроническим тонзиллитом, особенно среди детей и взрослых наиболее трудоспособного возраста [74-77]. Ангина по заболеваемости занимает одно из первых мест, хроническим тонзиллитом болеют 15,8% населения. Тонзиллиты могут вызывать тяжелые осложнения, привести к возникновению и ухудшению течения многих заболеваний, в том числе сердечно-сосудистой системы, дающих наиболее высокую общую смертность. Применение антибиотиков при тонзиллярной патология является неотъемлемым звеном комплекса лечебно-профилактических мероприятий. В современных условиях вопросы рационального применения антибиотиков в лечении и профилактике тонзиллитов приобретают все большую актуальность.

Особую значимость при различных инфекционных заболеваниях имеет определение содержания воды в эритроцитах [78-80]. Повышение количества воды в эритроцитах можно объяснить тем, что под воздействием бактерий, вирусов и токсинов повышается проницаемость не только сосудов, но и клеточных мембран эритроцитов и жидкость диффундирует из сосудистого русла в эритроциты.

Ниже показаны особенностей проницаемости мембран эритроцитов у больных ангинами и паратонзиллитами, характер этих изменений на фоне антибактериальной терапии [40,42,45].

Проницаемость мембран эритроцитов изучалась нами по изменению трех физико-химических показателей: концентрации (г/100мл) и содержанию (пг) сухого вещества в эритроците, содержанию воды в эритроците (%). Для оценки нарушений проницаемости мембран эритроцитов нами был предложен показатель проницаемости мембран эритроцитов (ППМЭ, у.е.), который представляет собой отношение содержания воды в эритроците ($C_в$) к концентрации сухого вещества в эритроците (С%).

Определение β-лактамных антибиотиков и аминогликозидов в сыворотке крови больных проводилось с использованием потенциометрических сенсоров [66,69,72,73].

В зависимости от диагноза и возраста больные были разделены на группы. Больные лакунарной ангиной составили 83 (59%) человека, из них в возрасте9-16 лет – 41 человек, 17-31 года – 42 человека. Группу больных паратонзиллитами составили 57 (41%) человек, из них 19 человек в возрасте от 9 до 16 лет, 38 – от 17 до 31 года. В качестве контрольной группы было обследовано 32 практически здоровых человека, их них в возрасте $14,2\pm2,0$ лет – 12 человек, а $27,4\pm1,8$ лет – 20 человек.

Нарушение проницаемости клеточных мембран эритроцитов выявлены у 90,4% больных ангинами обеих возрастных групп. Так, при поступлении в стационар до начала лечения концентрация и содержание сухого вещества в эритроцитах были понижены, а содержание воды в эритроцитах повышалось по сравнению с данными группы контроля ($p<0,05$) (табл.4). К 5-6 дню лечения происходило полное восстановление всех физико-химических параметров эритроцитов у больных 9-16 лет ($p>0,05$).

Статистически достоверной разницы между физико-химическими параметрами эритроцитов обеих возрастных групп не выявлено ($p>0,05$). Однако у больных в возрасте 9-16 лет показатель проницаемости мембран эритроцитов при поступлении в стационар составлял 1,53±0,01 у.е. и нормализовался к 5-6 дню антибактериального лечения - до 1,51±0,01 у.е. У больных ангинами в возрастной группе от 17 до 31 года при исследовании до лечения показатель проницаемости мембран эритроцитов составлял 1,57±0,01 у.е. и оставался повышенным на фоне лечения - 1,56±0,01 у.е. У пациентов 17-31 года проницаемость мембран эритроцитов была достоверно выше как до, так и на фоне проводимого лечения, чем у пациентов 9-16 лет (табл.4).

Таблица 4

Сравнительная характеристика физико-химических параметров эритроцитов у больных ангинами до и на фоне лечения антибиотиками (X±m)

Физико-химические параметры эритроцитов	Больные до лечения		Больные на фоне лечения	
	9-16 лет (n=41)	17-31 года (n=42)	9-16* лет (n=41)	17-31 года (n=42)
С% (г/100мл)	43,74±0,12 44,30±0,17	43,12±0,46 44,20±0,23	44,34±0,79 44,30±0,17	43,25±0,41 44,20±0,23
$C_в$ (%)	67,07±0,24 66,00±0,20	67,72±0,30 66,01±0,30	66,84±0,50 66,00±0,20	67,51±0,24 66,01±0,30
С (пг)	27,55±0,19 28,07±0,15	27,20±0,32 28,30±0,18	27,94±0,44 28,07±0,15	27,36±0,23 28,30±0,18
ППМЭ (у.е.)	1,53±0,01 1,49±0,01	1,57±0,01 1,50±0,01	1,51±0,01 1,49±0,01	1,56±0,01 1,50±0,01

Примечание. * - $p>0,05$ по сравнению с группой контроля, для всех физико-химических параметров эритроцитов остальных групп пациентов $p<0,05$

Изменения физико-химических параметров эритроцитов выявлены у 96,3% больных паратонзиллитами и носили наиболее выраженных характер: при поступлении в стационар до начала лечения концентрация и содержание сухого вещества в эритроците были понижены, содержание воды в эритроците повышалось ($p<0,05$) (табл.5). На фоне антибактериальной терапии к 5-6 дню лечения не происходило полное восстановление всех физико-химических параметров эритроцитов (p<0,05).

Сравнительная характеристика физико-химических параметров эритроцитов у больных паратонзиллитами до и на фоне лечения (X±m)

Физико-химические параметры эритроцитов	Больные до лечения		Больные на фоне лечения	
	9-16 лет (n=19)	17-31 года (n=38)	9-16 лет (n=19)	17-31 года (n=38)
С% (г/100мл)	43,13±0,17 44,30±0,27	42,41±0,28 44,20±0,23	43,35±0,24 44,30±0,27	43,53±0,27 44,20±0,23
$C_в$ (%)	67,73±0,18 66,00±0,20	68,18±0,14 66,01±0,30	67,63±0,25 66,00±0,20	67,28±0,25 66,01±0,30
С (пг)	27,20±0,31 28,07±0,15	26,76±0,13 28,30±0,18	27,42±0,24 28,07±0,15	27,53±0,12 28,30±0,18
ППМЭ (у.е.)	1,57±0,01 1,49±0,01	1,60±0,01 1,50±0,01	1,56±0,01 1,49±0,01	1,56±0,01 1,50±0,01

Примечание. Для всех физико-химических параметров эритроцитов p<0,05 по сравнению с группой контроля

Проницаемость мембран эритроцитов была повышена у больных паратонзиллитами обеих возрастных групп. Так, показатель проницаемости мембран эритроцитов в возрастной группе от 9 до 16 лет до лечения составлял 1,57±0,01 у.е. (p<0,05), а в группе больных от 17 до 31 года - 1,60±0,01 у.е.(p<0,05). На фоне лечения проницаемость клеточных мембран эритроцитов оставалась повышенной в обеих возрастных группах - показатель проницаемости мембран эритроцитов составлял 1,56±0,01 (у.е.).

Таким образом, нарушение проницаемости мембран эритроцитов было выявлено у больных ангинами и паратонзиллитами в обеих возрастных группах. Установлено, что у больных ангинами в возрасте 9-16 лет ППМЭ нормализовался к 5-6 дню антибактериальной терапии, тогда как в группе пациентов 17-

31 года ППМЭ оставался повышенным на фоне лечения. На фоне антибактериальной терапии проницаемость эритроцитарных мембран оставалась повышенной в обеих возрастных группах больных паратонзиллитами, что свидетельствует о сохранении нарушенной функции эритроцитов и необходимости дальнейшего применения антибактериального препарата.

Выявлена зависимость между проницаемостью мембран эритроцитов и содержанием антибактериального препарата в сыворотке крови у больных ангинами и паратонзиллитами (r = 0,81, p< 0,001). На фоне антибактериальной терапии происходит снижение содержания воды в эритроцитах, повышение концентрации сухого вещества в эритроцитах и нормализация показателя проницаемости мембран эритроцитов.

У ряда больных ангинами и паратонзиллитами на фоне окончания антибактериальной терапии при исчезновении клинической картины заболевания сохраняются нарушения проницаемости эритроцитарных мембран. Следовательно, необходимо наблюдение за этими больными и проведение дополнительных терапевтических мероприятий с целью коррекции обнаруженных сдвигов и для предотвращения развития очаговых и системных осложнений.

6.2. Инфекции мочевыводящих путей.

Инфекции мочевыводящих путей (ИМП) – это микробно-воспалительный процесс в слизистой оболочке любого усастка мочевого тракта от чашечно-лоханочной системы до уретры, включая интерстиций, точную локализацию которого в начале заболевания установить затруднительно [81]. Среди возбудителей заболевания преобладают уропатогенные штаммы кишечной палочки. В последние годы из мочи нередко высеваются клебсиелла, протей, синегнойная палочка и другие грамотрицательные и грамположительные микроорганизмы.

В острый период заболевания назначается постельный режим, диета с ограничением экстрактивных веществ, антибактериальная терапия (желательно после определения чувствительности микробной флоры). Используют антибиотики пенициллинового ряда, цефалоспорины, макролиды, аминогликозиды. В зависимости от тяжести заболевания курс антибиотиков продолжается от 5 до 10-14 дней.

Проницаемость эритроцитарных мембран играет значительную роль в осуществлении нормальной циркуляции крови и большинства жизненноважных клеточныхфункций. Плазматическая мембрана эритроцита –является и механической оболочкой с регулируемыми физическими свойствами, и «диспетчерской» клетки, осуществляющей координацию работы клетки в зависимости от физических и химических сигналов, поступающих к ней в организме [20-22]. Эритроцит по механическим свойствам является уникальной клеткой, так как в отличие от других клеток постоянно подвергается выраженным деформирующим воздействиям в кровеносном русле [18].

Для исследования проницаемости всех биологических мембран наиболее удобны эритроциты, так как доказана корреляция между изменениями свойств эритроцитов и клеточных мембран внутренних органов [9,11,15]. Определение характера и глубины нарушения проницаемости эритроцитарных мембран при различных заболеваниях имеет важное значение для выявления патогенеза возникающих патоморфологических и биохимических сдвигов и осуществления рациональной антибиотикотерапии.

Авторами [41] проведена оценка течения инфекционного процесса по проницаемости эритроцитарных мембран больных с инфекцией мочевыводящих путей.

Физико-химические свойства эритроцитов были изучены в двух группах контроля, отличимых по возрасту (средний возраст в первой группе контроля – 7,2 ± 2 лет (n=14),во второй группе – 14,2 ± 2,0 лет (n=12). Средний возраст практически здоровых лиц составил 9,6 ± 2 года.

В зависимости от возраста больные были разделены на 2 группы 4 – 8 лет (средний возраст 6,5 ± 1,5 года, 16 человек – 40%) и 9 – 16 лет (средний возраст 14,5 ± 1,1 год, 24 человека – 60%). Антибиотики цефалоспоринового ряда (цефазолин, цефотаксим, цефтриаксон) получали 32 больных (80%), 8 человек (20%) получали ампициллин.

Для оценки нарушений проницаемости мембран эритроцитов нами был предложен показатель проницаемости мембран эритроцитов (ППМЭ, у.е.), который представляет собой отношение содержания воды (Св) к концентрации сухого вещества в эритроците (С%) [42]. Содержание гемоглобина, концентрации эритроцитов проводили традиционными методами. Определение β-лактамных антибиотиков (цефалоспоринов и аминопенициллинов) в сыворотке крови проводили с применением потенциометрических сенсоров [69].

Больных обследовали в период разгара болезни (при поступлении в стационар) и в периоде ранней реконвалесценции (на 5 – 6 сутки после лечения).

Уставлено, что статистически достоверных различий (p<0,05) между физико-химическими параметрами эритроцитов практически здоровых лиц различных возрастных групп не выявлено (табл.6).

Изменения физико-химических параметров эритроцитов выявлены у 90,2% больных с инфекцией мочевыводящих путей обеих возрастных групп. Так, при поступлении в стационар для возрастной группы 4-8- лет концентрация сухого вещества в эритроците составляла $43,49 \pm 0,08\%$ и была статистически достоверно ниже по сравнению с показателем в группе контроля(p_1<0,001), содержание сухого вещества в эритроците снизилось и было равно $27,55 \pm 0,25$ пг (при p_1<0,05). Содержание воды в эритроците возросло и находилось в пределах $67,06 \pm 0,24\%$, статистически достоверно отличаясь от показателя группы контроля (p_1<0,05). Концентрация эритроцитов при поступлении была статистически достоверно выше (p_1<0,01) по сравнению с контрольной группой.

Показатель проницаемости мембран эритроцитов составлял $1,542 \pm 0,021$(у.е.) и был статистически достоверно выше (p_1<0,05) по сравнению с показателем в контрольной группе (табл.7).

Относительный и абсолютный показатели преломления эритроцитов, плотность эриттроцита статистически достоверно не отличались от показателей группы контроля (p_1>0,05).

Физико-химические параметры эритроцитов у практически здоровых лиц $(X \pm m)$

Физико-химические параметры эритроцитов	Группа контроля 1 (n=14)	Группа контроля 2 (n=12)
Относительный показатель преломления эритроцитов, m	$1,0728 \pm 0,0003$	$1,0730 \pm 0,0004$
Абсолютный показатель преломления, μ	$1,4279 \pm 0,0004$	$1,4281 \pm 0,0005$
Концентрация эритроцитов, $N(\times 10^{12}/\text{л})$	$2,79 \pm 0,09$	$2,83 \pm 0,15$
Концентрация сухого вещества в эритроците, С% (г/100мл)	$44,25 \pm 0,19$	$44,30 \pm 0,27$
Содержание сухого вещества в эритроците, С (пг)	$28,22 \pm 0,21$	$28,07 \pm 0,15$
Содержание воды в эритроците, $C_в$ (%)	$66,12 \pm 0,25$	$66,00 \pm 0,20$
Плотность эритроцита, ρ (г/см^3)	$1,1095 \pm 0,0007$	$1,1093 \pm 0,0005$
Показатель проницаемости мембран эритроцитов (у.е.), $\dfrac{C_в\%}{Cсух.в-ва\%}$	$1,497 \pm 0,021$	$1,490 \pm 0,012$

Примечание. Для показателей всех физико-химических параметров эритроцитов групп контроля p>0,05

На фоне проводимого лечения исследуемые физико-химические параметры эритроцитов приблизились к норме и статистически достоверно не отличались от показателей группы контроля (p_1>0,05). Так, концентрация сухого вещества (С%) в эритроците была равна $43,92 \pm 0,12$% (p_1>0,05), содержание сухого вещества (С) и содержание воды ($C_в$) в эритроците составляли $27,95 \pm 0,21$ пг и $66,37 \pm 0,26$% соответственно (при p_1>0,05). Показатель проницаемости мембран эритроцитов (ППМЭ) находился в пределах $1,511 \pm 0,034$ (у.е.) и также статистически достоверно не отличался (p_1>0,05) от показателя группы контроля (табл.6). При сравнении других физико- параметров эритроцитов (относительный и абсолютный показатели преломления химических эритроцитов и плотность эритроцитов) статистически достоверной разницы не наблюдалось (p_1>0,05).

Сравнительная характеристика физико-химических параметров эритроцитов у больных с инфекциями мочевыводящих путей до и на фоне лечения антибиотиками (X±m)

Физико-химические параметры эритроцитов	Больные до лечения		Больные на фоне лечения	
	4 – 8 лет (n=16)	9 – 16 лет (n=24)	4 – 8 лет (n=16)	9 – 16 лет (n=24)
M	$1,0724 \pm 0,0002$	$1,0692 \pm 0,00024$	$1,0729 \pm 0,0012$	$1,0722 \pm 0,0003$
μ	$1,4267 \pm 0,0007$	$1,4251 \pm 0,0007$	$1,4285 \pm 0,0017$	$1,4272 \pm 0,0015$
$N(\times 10^{12}/л)$	$3,65 \pm 0,16$	$3,48 \pm 0,13$	$4,25 \pm 0,32$	$3,74 \pm 0,03$
C%(г/100мл)	$43,49 \pm 0,08$	$41,87 \pm 0,09$	$43,92 \pm 0,12$	$43,67 \pm 0,22$
C(пг)	$27,55 \pm 0,25$	$26,48 \pm 0,16$	$27,95 \pm 0,21$	$27,58 \pm 0,21$
$C_в$(%)	$67,06 \pm 0,21$	$68,53 \pm 0,17$	$66,37 \pm 0,26$	$67,46 \pm 0,12$
ρ (г/см^3)	$1,1089 \pm 0,0004$	$1,1038 \pm 0,0002$	$1,1079 \pm 0,0012$	$1,1082 \pm 0,0004$
ППМЭ(у.е.)	$1,542 \pm 0,014$	$1,637 \pm 0,016$	$1,511 \pm 0,034$	$1,545 \pm 0,014$

Статистически достоверная разница наблюдалась по концентрации эритроцитов ($p_2 < 0,01$) и по содержанию воды в эритроците ($p_2 < 0,05$) у больных до лечения и на фоне лечения ($p_1 < 0,01$, $p_2 < 0,01$). Между другими физико-химическими показателями эритроцитов (относительный и абсолютный показатели преломления эритроцитов, концентрация и содержание сухого вещества в эритроците и плотность эритроцитов, показатель проницаемости мембран эритроцитов) до и на фоне лечения статистически достоверной разницы не выявлено($p_2 > 0,05$) (табл.7).

У больных инфекцией мочевыводящих путей возрастной группы 9-16 лет также отмечались нарушения проницаемости мембран эритроцитов, причем более значительное, чем для больных 4-8 лет (табл. 7).

Так, при поступлении в стационар до лечения выявлено статистически достоверное понижение относительного и абсолютного показателей преломления и плотности эритроцита по сравнению с контрольной группой. Концентрация сухого вещества и содержание сухого вещества в эритроците составляли

$41,87 \pm 0,09$ г/100 мл и $26,48 \pm 0,16$ пг соответственно и были статистически достоверно ниже показателей группы контроля ($p_1 < 0,001$). онцентрация эритроцитов, содержание воды в эритроците статистически достоверно превышали ($p_1 < 0,001$) показатели контрольной группы. Показатель проницаемости мембран эритроцитов составлял $1,637 \pm 0,016$ у.е. и был статистически достоверно выше показателя контрольной группы ($p_1 < 0,001$).

При исследовании физико-химических параметров эритроцитов на фоне проводимой терапии концентрация сухого вещества в эритроците оставалась статистически достоверно ($p_1 < 0,05$) ниже по сравнению с контрольной группой и составляла $43,67 \pm 0,22\%$. Содержание воды в эритроците уменьшилось до $67,46 \pm 0,12$ ($p_1 < 0,001$). Относительный показатель преломления эритроцитов повысился до $1,0722 \pm 0,0003$, но был статистически достоверно ниже по сравнению с контрольной группой ($p_1 < 0,01$). Концентрация эритроцитов составила $3,74 \pm 0,03 \times 10^{12}$/л, оставаясь достоверно повышенной по сравнению с контролем ($p_1 < 0,001$). Абсолютный показатель преломления, плотность эритроцита и содержание сухого вещества в эритроците статистически достоверно не отличались от контрольной группы ($p_1 > 0,01$). Показатель проницаемости мембран эритроцитов оставался повышенным по сравнению с контролем ($p_1 < 0,01$) и составлял $1,545 \pm 0,014$ у.е.

Необходимо отметить, что на фоне проводимого лечения произошло статистически достоверное изменение физико-химических параметров эритроцитов, но на уровень группы сравнения вышли абсолютный показатель преломления, плотность эритроцита и содержание сухого вещества в эритроците; остальные физико-химические параметры эритроцитов отличались от группы сравнения, что свидетельствует о необходимости продолжения антибактериальной терапии (табл.7).

Сравнение величин концентрации эритроцитов и гемоглобина в крови, определенных по спектру мутности с результатами, полученными в идентичных пробах обычными лабораторными методиками показало их практически полное совпадение у здоровых лиц. Метод спектра мутности имеет ряд несомненных преимуществ по сравнению с традиционными. В частности, метод позволяет существенно уменьшить трудоемкость самого анализа. При этом метод спектра мутности позволяет получить дополнительную информацию о таких свойствах эритроцитов, как показатель преломления, концентрация сухих веществ и воды в эритроците, плотность его, которые не могут быть получены ни одним из традиционных методов [39-42,45].

Нами выявлено, что между содержанием сухого вещества в эритроцитах (C%, г/мл) и концентрацией β-лактамных антибиотиков в сыворотке крови у больных с инфекцией мочевыводящих путей 4 – 8 лет существует статистически положительная зависимость (r = 0,78, p < 0,05): чем выше концентрация антибиотиков в крови, тем больше содержание сухого вещества в эритроцитах. Между содержанием воды в эритроците (C$_в$%) и концентрация антибиотиков у тех же больных определена статистически достоверная высокая отрицательная зависимость (r = -0,87, p < 0,05): чем выше концентрация антибиотиков в сыворотке крови, тем ниже содержание воды в эритроците.

Относительная отрицательная я корреляция (r = -0,75, p < 0,05) выявлена между показателем проницаемости мембран эритроцитов и концентрацией β-лактамных антибиотиков в сыворотке крови у больных возрастной группы 9 – 16 лет: при повышении концентрации антибиотика в крови снижается показатель проницаемости мембран эритроцитов.

Таким образом, существует зависимость между проницаемостью мембран эритроцитов и содержанием антибактериального препарата в сыворотке крови у больных с инфекцией мочевыводящих путей. На фоне антибактериальной терапии происходит улучшение клинической картины заболевания, снижение содержания воды в эритроцитах, повышение концентрации сухого вещества в эритроцитах и нормализация показателя проницаемости мембран эритроцитов.

Список литературы

1. Албертс Б., Брей Д., Льюис Дж. и др. Молекулярная биология клетки. М.: Мир. 1994. 504 с.

2. Бергельсон Л.Л. Мембраны, молекулы, клетки. М: Наука. 1982. 181 с.

3. Геннинс Р. Биомембраны: молекулярная структура и функция. М.: Мир. 1997. 624 с.

4. Казначеев Л.М., Парфенов А.С., Стороженко Л.Г. // Терапевтический архив. 1997. №5. С.69-71.

5. Franeeschi L, Bachir D. // J. Clin. Invest. 1997. V.100. №7. P.1847-1852.

6. Wolf M.V., Porter L.P., Watson P.D. // Amer. J. Phisiol. 1989. V.257. №6. Pt.2. P.2025-2032.

7. Крыжановский Г.Н. Дизрегуляционная патология. М: Медицина. 2002. 632 с.

8. Кулапина О.И., Киричук В.Ф., Утц И.А. и др.// Мембраны. Критические технологии. 2005. №1(25). С.3-11.

9. Михайлович В.А., Марусанов В.В., Бичун А.Б. и др. //Анестезиол. и реаниматология. 1993. №5.С.66-69.

10. Markle Ronald A., Boyd M.L., Coryell V. H // Life Sci. 1990. V. 46. №13. P. 965-696.

11. Кулапина Е.Г., Киричук В.Ф., Кулапина О.И. и др. Мембранные процессы в технологии, анализе, медицине [Электронный ресурс]. Саратов. 2013. 151 с. (http://elibrary.sgu.ru/uch_lit/721.pdf)

12. Новицкий В.В., Рязанцева Н.В., Вечерский Ю.Ю. и др. // Бюл. эксперим. биологии и медицины. 2004. Т. 137. № 3. С. 3 -7.

13. Рязанцева Н.В. // Нейрофизиология. 2000. № 3. С. 259-261.

14. Рязанцева Н.В., Новицкий В.В // Бюл. эксперим. биологии и медицины. 2002. № 7. С.85-88.

15. Антонова Т.В., Николаенко С.Л., Лиознов Д.А. // Клин.лаб.диаг. 1999. №7.С.23-24.

16. Эстрин В.В., Муравьев О.В., Комаров А.Ф.// Анестезиология и реаниматология. 1993. №2. С. 40-43.

17. Kiefer C.R., Snyder L.M. // Curr. Opin. Hematol. 2000. V.7. № 2. P.113-116.

18. Tsuda K. // Stroke. 2003. V.34. №12. P.225-226.

19. Софронов В.В., Туаева Н.О., Анисимова Т.Е. и др. // Казанский медицинский журнал. 2010. Т. 91. №1. С.62-68.

20. Муравьев А.В., Зайцев Л.Г., Муравьев А.А. и др. // Физиология человека. 2000. Т.26. №4. С.101-105.

21. Атауллаханов Ф.И., Бутылин А.А., Витвицкий В.М.и др. // Гематол. и трансфизиол. 2008. Т.53. №5. С.42-48.

22. Матюшичев В.Б., Шамратова В.Г. // Физиология человека. 2008. Т.34.№2. С.77-82.

23. Матюшичев В.Б., Шамратова В.Г. // Цитология. 1996. Т.38.№1.С.85.

24. Griesmacher A., Kindhauser M., Andert S.E., et al. // Am. J. Med. 1995. V. 98. P. 469-475.

25. Колосова М.В., Новицкий В.В., Степовая Е.А. и др. // Бюл. эксперим. биологии и медицины. 2000. №3. С.306-309.

26. Новицкий В.В., Рязанцева Н.В. // Эксперим. и клинич. фармакология. 2002. №6. С.19-22.

27. Banerjee T., Kuypers F.A. // Br. J. Haematol. 2004. V.124. №3. P.391-402.

28. Wahid S.T., Marshall S.M., Thomas T.H // Diabetes Care. 2001. V.24. №11. P.2001-2003.

29. Mawatari S., Saito K., Murakami K. // Metabolism. 2004. V.53. №1. P.123-127.

30. Меньшиков И.В. // Физиология человека. 2004. Т.30. №4. С.124-129.

31. Срубилин Д.В., Еникеев Д. А. Фундаментальные исследования 2012. №10. С.318-323.

32. Кулапина О.И., Киричук В.Ф., Митрохина С.А. // Органические реагенты в организованных средах. Саратов: Научная книга. 2003. С.272-277.

33. Borisov Yu., Bratov A., Gavrilenko P., et al. // Talanta. 2000. V. 52. №3. P.533-538.

34. Bassingthwaigte J.B.,Sparks H.V. //Annu. Rev. Phisiol. 1986. V.48. P.321-334.

35. Benga G., Pop V., Popescu O., Borza V. // J. Biochem. and Biophys. Meth. 1990. V. 21. 2. P.87-102.

36. Кленин В.И. Термодинамика систем с гибкоцепными полимерами. Саратов: Изд-во Саратовского университета. 1995. 736 с.

37. Кленин В.И., Степовик Л.В., Хайруллина А.Б. и др. // Биофизика. 1978. Т.23. Вып.4.С.658-660.

38. Свиридова Т.Г., Воронцов В.А., Хайруллина А.Б. и др. // Физиол.журн. – 1990. Т.36. №1. С.100-103.

39. Зрячкин Н.И., Зайцева И.А. Кулапина О.И. и др.// Эффер. тер. 2001.Т.7. №3.С.63-66.

40. Кулапина О.И., Киричук В.Ф., Зайцева И.А., Утц И.А. // Эффер.тер. 2006. Т12. №1.С.37-42.

41. Кулапина О.И., Утц И.А., Киричук В.Ф. // Клинич.лабор.диагностика. 2011. №3. С.33-36.

42. Кулапина О.И., Киричук В.Ф., Зайцева И.А., Утц И.А. // Клинич. лабор. диагностика. 2006. №6. С.53-55.

43. Ван де Хюлст Г. Рассеяние света малыми частицами. М.: Изд-во иностр. лит. 1961. 536 с.

44. Щеголев С.Ю., Кленин В.И. // Высокомолекулярные соединения. 1971. Т.13. №12. С.2809-2815.

45. Кулапина О.И. Реологические свойства крови и проницаемость эрит-роцитарных мембран у больных ангинами и паратонзиллитами: автореферат диссертации кандидата медицинских наук. Саратов. 2002. 25 с.

46. Яковлев В.П., Яковлев С.В. Рациональная антимикробная фармакоте-рапия. М.: Литтерра. 2007. 784 с.

47. Егоров Н.С. Основы учения об антибиотиках. М.: Наука. 2004. 528 с.

48. Benito-Peo E., Partal-Rodera A.I., Leonzoz M.E. et. al. // Anal. Chim. Ac-ta. 2006. V. 556. №2. P.415-422.

49. Rambla-Alegre M., Martí-Centelles R., Esteve-Romero J., et al. // J. Chromatogr A. 2011. V.1218. №30. P.4972-4981.

50. Bailón-Pérez M.I., García-Campaña A.M., Cruces-Blanco C. // J. Chroma-togr. A. 2008. V. 1185. №2. P.273-280.

51. Vázquez E., Aguilar A.E., Moggio I., et al. // Mat. Sci. Eng. C. 2007. V.27. №4. P.787-793.

52. Ahmed A.S.M., Elbashir A.A., Aboul-Enein H.Y. // Arab.J. Chem. 2011. V.76. P.332-346.

53. Omar M.A., Abdelmageed O. ., Attia T.Z. // Int. J. Anal. Chem. 2009. V. 2009. №7. P.645-656.

54. El-Shaboury S.R., Mohamed F. A., Saleh G. A., et al. // Natur. Science. 2010. V. 2. №5. P. 432-443.

55. Majdi S., Jabbari A., Heli H., et al. // J Sol. State Electrochem. 2009. V.13. №3. P.407-416.

56. Saleh G. A., El-Shaboury S. R., Mohamed F. A., et al. // Spectrochim Acta A. 2009. V.73. №5. P.946-954.

57. Schmidt C. A., Agarrayua D. A., Laporta L. V., et al. // J. Microbiolog Meth. 2009. V. 77. №3. P.308-315.

58. Shah J.,Rasul M. J., Shah S. // J Fluoresc. 2011. V.21. №2. P.579-585.

59. Fouladgar M., Hadjmohammadi M. R., Khalilzadeh A. M., et al. // Int. J. Electrochem. Sci. 2011. V.6. P.1355-1366.

60. Jain R., Gupta V. K., Jadon N., Radhapyari K. // Anal and Biochem, 2010. V. 407. №1. P.79-88.

61. Othman Z. A. A., Abdalla M. A. // Arab. J. Chem. 2011. V 4. №2. P.239-242.

62. Vázquez E., Aguilar A.E., Moggio I., Arias E., Romero J., Barrientos H., Torres J.R., de la Luz Reyes Vega M. // Mat. Sci. Eng. C. 2007. V.27. №4. P.787-793.

63. Kumar S., Kundu S., Pakshirajan K., Dasu V.V. // Appl. Biochem. Biotechnol. 2008. V.151. №2-3. P.653-664.

64. Guerreiro R. L. J., Sales M.G.F, Moreira F.T.C., et al. // Eur. Food. Res. Technol. 2011. V. 232. №1. P.39-43.

65. Poghossian A., Thust M., Schöning M.J., et al. // Sensor and actuators B. 2000. V.68. №1-3. P.260-265.

66. Кулапина Е.Г., Макарова Н.М., Кулапина О.И., и др. // Мембр. и мембран. техн. 2011. Т.1. № 4. С.243-254.

67. Кулапина Е.Г., Снесарев С.В., Макарова Н.М., и др. // Журн. аналит. химии. 2011. Т.66. №1. С.82-87.

68. Кулапина Е.Г., Баринова О.В., Кулапина О.И. и др.// Антибиотики и химиотерапия. 2009. Т. 54. №9-10. С.53-62.

69. Кулапина О. И., Киричук В.Ф., Барагузина В. В. и др. // Антибиотики и химиотер. 2007. № 9-10. С.14-18.

70. Santos E.M.G., Araújo A.N., Couto C.M.C.M., et al. // J. Pharm. Biomed. Anal. 2004. V.36. №4. P.701-709.

71. Кулапина Е.Г., Снесарев С.В., Кулапина О.И. и др. // Фармацевтический анализ. М.: Аргамак-Медиа. 2013. Гл. 1.9. С.326-361.

72. Кулапина Е.Г., Барагузина В.В., Кулапина О.И. // Журн. аналит. химии. 2004. Т.59. №9. С.971-975.

73. Кулапина Е.Г., Барагузина В.В., Кулапина О.И. // Журн. аналит. химии. 2005.Т.60. №6.С.592-597.

74. Дюмин О.В., Манюта А.И., Богданов К.Г. // Журн. ушн., нос. и горл. болезней.1999. №1.С.56-64.

75. Константинова Н., Морозова С. // Врач.1999. №12. С.4-6.

76. Пальчун В.Т., Лучихин Л.А. // Вест. оторин.1999. №3.С.19-21.

77. Шамсиев Д.Ф. // Вест. оторин. 2001. №1. С.22-23.

78. Андреева И.Д., Давыдова Л.И., Ковалева О.Н. // Терапевтический архив. 1986. Т. 58. №11. С.42-44.

79. Brovelli A., Castellana M., Minetti G. // Haematologia. 1991. V.76. P.199-206.

80.Kamani G., Low C. L., Valerie T. T. H., et al. // J. Pharm. and Pharmacol.1998 №50. P.118-121.

81. Шабалов Н. П. Детские болезни: учебник. 6-изд. В двух томах. – СПб: Питер, 2007.

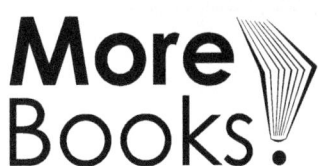
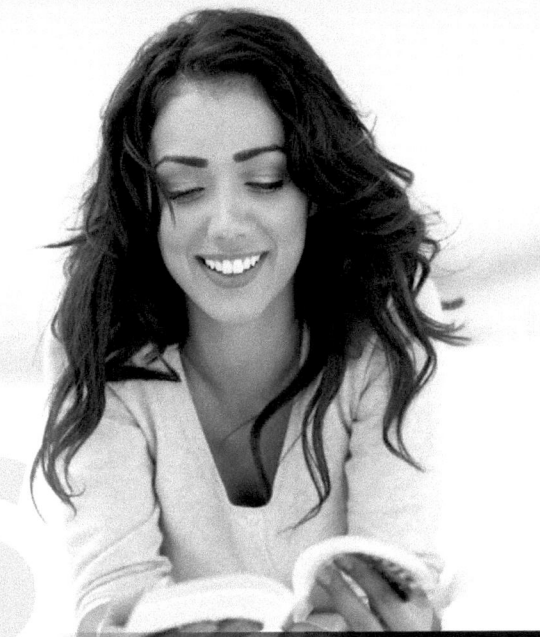

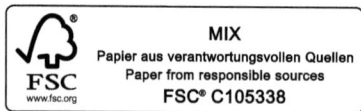